DE

L'ASTHME,

SA CAUSE,

LA DESCRIPTION CARACTÉRISTIQUE DE SES SYMPTOMES

ET SA GUÉRISON RADICALE

PAR LE SIROP INDIEN

NOUVELLE DÉCOUVERTE DE LA SCIENCE.

AVIS IMPORTANT

L'industrie, la mauvaise foi et surtout la cupidité sont les trois éléments de la contrefaçon. Aussi, pour que le Public ne soit point trompé et puisse profiter de cette brillante découverte, nous l'avertissons que nous n'avons voulu établir aucun dépôt ni en France, ni à l'Étranger.

On doit s'adresser directement à la pharmacie des Panoramas, à Paris, d'où on expédie directement contre remboursement.

Les chemins de fer ayant rendu les communications faciles, c'est par cette voie qu'on fait les expéditions.

En s'adressant ainsi à la Pharmacie, le malade jouit de l'inappréciable avantage de recevoir sur sa demande (par lettres affranchies) des conseils gratuits pour la direction du traitement dans les cas embarrassants, ce qui ne peut être fait autrement.

PRIX :

Sirop Indien, 10 fr.; Potion, 2 fr.; Elixir, 1 fr.; Camphrée, 75 c.

Ces quatre médicaments sont indispensables pour obtenir la guérison complète de l'asthme.

N. B. Nous recommandons aux malades de lire attentivement le Chapitre II, page 20, où se trouvent bien expliquées les règles pour l'administration du *sirop*, de la *potion* et de l'*elixir*, indispensables pour le traitement. L'ordre à suivre dans l'emploi de chacun de ces médicaments est de la plus haute importance pour obtenir la guérison de l'Asthme.

Le malade est invité, avant de commencer le traitement, à répondre aux questions posées à la page 40. Le médecin, dans le but de ne pas compromettre sa découverte, indique loyalement, d'après les réponses, si l'on doit entreprendre le traitement.

On tient à la disposition du Public les lettres originales constatant les guérisons obtenues.

PARIS. — IMP. FÉLIX MALTESTE ET Cie, RUE DES DEUX-PORTES-S.-SAUVEUR, 22.

DE
L'ASTHME

SA CAUSE,

LA DESCRIPTION CARACTÉRISTIQUE DE SES SYMPTOMES

ET SA GUÉRISON RADICALE

PAR LE SIROP INDIEN

NOUVELLE DÉCOUVERTE DE LA SCIENCE.

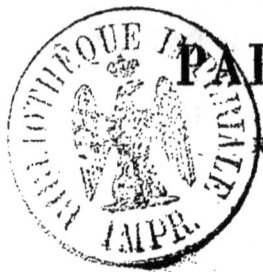

Astmatiques ! Il ne vous sera permis de méttre en doute l'efficacité du SIROP INDIEN que lorsque vous l'aurez essayé en vain. Prétendre que cette cruelle affection, regardée comme incurable jusqu'ici, ne peut trouver son spécifique, c'est nier tout progrès dans l'art médical et arrêter dans ses laborieuses et utiles recherches le médecin philanthrope dont l'unique but est de guérir les infirmités humaines.

———

Le **Sirop Indien** n'est point un moyen palliatif comme les *cigarettes* de *stramonium* et le *papier nitré* ; mais un moyen curatif. Des faits authentiques le confirment.

Les faits peuvent être contrôlés à la Pharmacie des Panoramas, où se trouve le Sirop et où on délivre la brochure gratis.

———

PARIS,

PHARMACIE DES PANORAMAS, RUE MONTMARTRE, N° 151.

———

1863

Ⓒ

DE

L'ASTHME,

SA CAUSE,

LA DESCRIPTION CARACTÉRISTIQUE DE SES SYMPTOMES

ET SA GUÉRISON RADICALE

PAR LE SIROP INDIEN

NOUVELLE DÉCOUVERTE DE LA SCIENCE.

INTRODUCTION

Parmi les découvertes les plus importantes du XIXᵉ siècle dans l'art de guérir, on pourra compter la guérison de l'Asthme par le SIROP INDIEN. L'expérience a prononcé, et les attestations nombreuses des asthmatiques guéris, fournies par la magistrature et le clergé, ne laissent aucun doute à cet égard.

Je sais combien il sera difficile de détruire le préjugé de *l'incurabilité de l'Asthme* non seulement chez les gens du monde, mais même chez les médecins. Ces derniers dans leur impuissance se bornent à dire à leurs malades que l'*Asthme est incurable, qu'il faut vivre avec son ennemi; qu'il est le plus fidèle compagnon du malade jusqu'au tombeau; qu'on peut le considérer comme un certificat de longue vie, en un mot, qu'il faut assommer les Asthmatiques pour qu'ils meurent.* Ces paroles si peu consolantes pour l'asthmatique nous avaient déterminé à faire des recherches pour connaître la cause de cette cruelle maladie et découvrir le moyen de la guérir. Ces recherches ont été couronnées de succès.

Tous les médecins qui jusqu'à ce jour ont entrepris de guérir radicalement l'*Asthme* ont observé que la cure de cette *maladie chronique* était très difficile, et que souvent même on n'y réussissait pas. Je puis conclure de là ou qu'ils n'ont point connu à fond le véritable caractère de l'Asthme, ou qu'ils n'ont point découvert des remèdes propres à le guérir.

Quant à nous, nous avons eu le bonheur d'atteindre ces deux buts. Le premier, par l'observation attentive des symptômes qui caractérisent cette maladie chez l'*Asthmatique* pendant la vie, et par les recherches qu'il nous a été permis de faire sur les poumons de ceux qui ont été les victimes de cette cruelle affection.

Le second but et le plus important, c'est-à-dire *la guérison*, a été le résultat, une fois la nature de la maladie étant connue, de la combinaison heureuse des découvertes récentes de la chimie avec les propriétés de certaines plantes exotiques inconnues jusqu'ici.

La médecine a fait des progrès comme les autres sciences, et pourquoi resterait-elle en arrière? Pourquoi certains médecins nieraient-ils la possibilité de guérir des maladies regardées jusqu'ici comme incurables par les anciens? N'est-ce pas arrêter ainsi les progrès dans l'art de guérir? Rester dans le *statu quo*, c'est rétrograder. En avant. . . . . doit être la devise du médecin comme de l'industriel. L'on voit de nos jours à quelles découvertes est arrivé ce dernier en plaçant sur son drapeau cette divise : En avant.

Les découvertes de la chimie d'une part, l'importation des plantes exotiques, de l'autre, aujourd'hui que le commerce nous a ouvert la porte de toutes les nations, et ajoutez à ces causes, si propres à hâter les progrès dans l'art de guérir, la connaissance approfondie de l'*anatomie*, science peu cultivée par les anciens et si propre à éclairer la médecine en découvrant la cause des maladies, sont autant de moyens qui, mis en usage ont fait avancer la science médicale.

La chimie n'a-t-elle pas donné le *sulfate de quinine*, médicament si héroïque pour combattre les fièvres intermittentes que les anciens médecins attaquaient avec si peu de succès?

L'importation des plantes exotiques ne nous a-t-elle pas fourni le *Kousso* si efficace et si sûr pour détruire le ver solitaire? L'*Hydro-cotile asiatica* nouvellement importé de l'Inde et reconnu comme le spécifique de la lèpre?

Enfin l'anatomie la plus fine et la plus déliée ne vient-elle pas de nous apprendre à distinguer une tumeur de nature *cancéreuse* de celle qui ne l'est pas?

C'est dans ces trois sources, l'anatomie, la chimie et l'étude approfondie des propriétés de certaines plantes nouvellement importées de l'Inde que nous avons puisé pour arriver à découvrir la nature de l'*Asthme* et à composer notre *Sirop Indien* pour en obtenir la guérison.

Nos recherches anatomiques nous ont mis sur la trace de la véritable cause de l'*Asthme*. En effet, en examinant avec soin les poumons d'une centaine d'Asthmatiques après leur mort, nous avons appris à distinguer deux sortes d'oppressions. L'une dépendant de la dilatation contre nature du cœur ou des gros vaisseaux contenus dans la poitrine, oppression continue et permanente et par cette raison incurable. C'est à tort que l'on appelle cette oppression *Asthme*. Elle est le résultat de la compression du poumon par le cœur ou des gros vaisseaux devenus malades; aussi ce n'est point cet *Asthme* que nous avons la prétention de guérir. Dans ce cas, pour arriver à la guérison de cette oppression, il faudrait, si la chose était possible, remplacer ces vaisseaux sanguins trop fortement dilatés, ce qui n'est point dans la puissance de *l'art*.

La seconde sorte d'oppression qui constitue l'*Asthme* proprement dit, et que nous appelons *Asthme essentiel ou nerveux* est celui que nous sommes parvenus à guérir. Il est le plus commun, paraît par accès en laissant un intervalle entre eux où la respiration est libre comme en bonne santé. Ces accès se renouvellent à des distances plus ou moins éloignées. Cette périodicité est quelquefois séparée par quelques jours, comme elle peut l'être par plusieurs mois, et ne se montrer même qu'une fois par an.

Cette seconde oppression, que nous décrirons exactement en énumérant *les symptômes caractéristiques* du véritable *Asthme*, est le résultat d'une *crampe nerveuse du poumon* qui suspend les fonctions de cet organe, laisse accumuler les matières muqueuses qui, ainsi retenues, engorgent le poumon et donnent lieu à ces accès violents où il semble que le malade va être asphyxié.

Ce sont ces *crampes nerveuses* que nous sommes parvenu à anéantir par le *Sirop Indien*, après avoir dégorgé le poumon pendant l'accès, comme il sera dit dans le traitement.

Dans cette seconde nature *d'oppression* qui constitue, comme nous l'avons dit, l'*Asthme nerveux* et *essentiel*, nous avons constamment trouvé le poumon sans altération, mais un engorgement plus ou moins considérable ; quand le malade avait succombé, à la suite d'un violent accès, le cœur et les gros vaisseaux sanguins étaient dans l'état sain.

Voilà la véritable cause de l'*Asthme* mise à découvert par l'anatomie.

Maintenant la cause de l'*Asthme* bien connue, il s'agissait d'aller à la découverte d'un médicament propre à le guérir.

Tout le monde conçoit qu'une fois la cause d'une maladie reconnue, il est facile de détruire les effets de cette cause et c'est ce que les découvertes modernes inconnues aux anciens médecins, nous ont fourni pour la composition de notre *Sirop Indien*.

Des médecins voyageurs avaient constaté que l'*Asthme* était une maladie commune dans certains pays où la nature si prévoyante avait fait croître des plantes connues des *Indigènes* propres à la combattre efficacement.

Ainsi le docteur Henderson a rapporté dans le journal de médecine *d'Édimbourg* que dans *l'Inde* une maladie semblable à celle connue sous la dénomination d'*Asthme spasmodique* était très commune dans le pays et que les habitants s'en délivraient par des plantes qui croissent dans ces contrées et qu'il nous a fait connaître.

C'est à l'aide de ces plantes et d'une découverte récente de la chimie que nous avons composé notre *Sirop Indien* dont le nom indique l'origine et dont le succès est venu couronner nos espérances. Ce n'est donc plus un moyen *palliatif*, comme les *cigarettes* de *tramonium* ou le *papier nitré*, que nous venons proposer sans en rejeter entièrement l'emploi, mais un moyen de combattre radicalement cette cruelle infirmité.

Il est facile de comprendre qu'une maladie si grave et si profonde de *l'économie* ne peut être guérie par les *cigarettes* de *stramonium* ou le *papier nitré*. Ces moyens peuvent bien apporter quelque soulagement momentané, nous sommes loin de le nier, et nous les conseillons même quelquefois comme *adjuvants*; mais il ne peut entrer dans l'esprit d'aucun *asthmatique* que la fumée de cette *plante vénéneuse* pendant quelques minutes, ou que la combustion pendant quelques instants du *papier nitré* dans la chambre puisse être le moyen *curatif* d'une maladie si grave et que ces moyens puissent anéantir la cause qui la détermine.

Il n'y a donc qu'un médicament pris intérieurement et continué pendant quelque temps qui puisse modifier profondément *l'économie* et agir ainsi efficacement sur la cause de l'Asthme. C'est l'effet que produit notre *Sirop Indien* et c'est là la découverte que nous avons faite et que l'expérience journalière vient confirmer.

Jetons un coup d'œil sur la nature de cette maladie pour faire mieux comprendre le nouveau traitement que la science vient de découvrir et dont les résultats ne peuvent être mis en doute. Nous avons besoin de ces développements pour inspirer au malade toute confiance dans cette nouvelle médication.

Du reste, les lettres des asthmatiques guéris par notre Sirop Indien et rapportées à la fin de ce traité confirment ce que nous avançons.

Avant de terminer cette introduction, je ne dois pas laisser passer sans réponse une objection grave qui nous a été faite et que voici. L'Asthme peut être contracté par un individu pendant le cours de sa vie et dans ce cas on peut concevoir qu'il soit guéri par le Sirop Indien comme toute autre maladie acquise individuellement. Mais lorsque l'Asthme est héréditaire comme il arrive souvent, peut-on espérer sa guérison par le Sirop Indien ?

Notre réponse est affirmative et nous allons en donner la raison.

L'Asthme ou l'oppression qu'il entraîne est, comme nous le démontrerons, un engorgement plus ou moins considérable des *vésicules pulmonaires* qui empêche l'air d'y pénétrer. Cet engorgement n'est qu'un effet. Il est la conséquence d'une disposition native dans les cas d'*hérédité*, cette disposition peut être transmise du père ou de la mère à l'enfant, ce qui annonce un tempérament éminemment *nerveux*.

Mais l'engorgement actuel du poumon qui occasionne l'oppression ne peut être transmise du père à l'enfant, il n'est que le résultat de la disposition transmise par le père, et cette disposition, qui constitue le tempérament *nerveux* si propre à donner lieu à l'Asthme, peut être et est en effet efficacement combattue par le *Sirop Indien*. Aussi l'expérience est venue confirmer cette assertion.

CHAPITRE I.

Il est pour nous d'une grande importance de décrire d'une manière exacte les symptômes qui caractérisent l'*Asthme nerveux* pour que le malade qui veut avoir recours à notre *Sirop Indien* puisse reconnaître sa maladie à ce tableau fidèle, copié sur la nature et espérer ainsi obtenir sa guérison.

C'est une maxime aussi vraie qu'ancienne, non seulement entre les médecins, mais même dans la partie du peuple la moins instruite et la moins lettrée, que la vie dépend absolument de la respiration, et que l'une ne va point sans l'autre. Il n'est pas moins constant que la vie et toutes les fonctions organiques qui servent à sa conservation sont des suites de la circulation générale du sang du cœur dans toutes les parties et de toutes les parties au cœur. Mais la circulation du sang par les poumons ne pouvant s'exécuter sans que la respiration soit libre, il est aisé de juger combien une respiration naturelle et facile doit contribuer à la conservation de la vie et quelle suite doit avoir l'embarras ou la suppression totale de la respiration. Quand la raison ne suffirait pas pour démontrer la vérité de ces propositions, les maladies qui accompagnent la difficulté de respirer ne nous permettraient pas d'en douter.

Ces réflexions doivent faire pressentir de quelle importance il est de combattre dès l'origine le moindre obstacle dans la respiration.

L'*Asthme* est caractérisé, comme tout le monde le sait, par une *respiration laborieuse,* le plus souvent *sibilante,* revenant *périodiquement* et n'étant symptomatique d'aucune autre affection connue.

Le premier accès d'*Asthme* se développe d'ordinaire subitement, les suivants paraissent ordinairement trois heures après le repas. Les symptômes qui les annoncent sont une pesanteur de poitrine, une plénitude de l'estomac, qui est le premier symptôme de l'accès prochain. Cette plénitude est produite par le gonflement des fibres nerveuses de l'estomac. Au commencement de la nuit le malade rend une abondance d'urine pâle et toute la nuit. Mais après l'accès, elle est fort colorée et dépose un sédiment semblable à celle que l'on rend dans la fièvre. Tout le jour avant l'accès le malade est fort agité, la tête est un peu douloureuse, les membres sont lourds et incapables de mouvement. Il y a pesanteur dans la poitrine, on dirait que le malade suce l'air pour respirer. Il y a un peu d'enrouement aux approches de la nuit et une espèce de toux convulsive, et quelquefois ils crachent des phlegmes visqueux.

Dès que le malade s'éveille, c'est-à-dire une heure ou deux après minuit, l'attaque de l'Asthme commence plus manifestement, la respiration est fort lente, mais peu de temps après elle est plus difficile. Le malade éprouve la sensation d'un poids sur la poitrine et d'une constriction violente de cette cavité qui empêchent sa dilatation et s'opposent ainsi à l'entrée d'une quantité suffisante d'air dans les poumons ; d'où résulte une gêne extrême qui, si elle continue, force le malade à appeler les personnes qui l'entourent et à ouvrir les fenêtres, les portes, comme si la maison était trop étroite pour respirer.

Bientôt tous ces symptômes augmentent d'intensité, la respiration devient plus fréquente, les joues sont animées, les yeux protubérants comme chez ceux que l'on étrangle, la respiration est accompagnée de râlement et de sifflement, la voix se mouille et n'a plus de son. La figure est pâle, il s'élève une sueur partielle sur le front et le derrière du cou, la toux devient continuelle et violente. Le cou se gonfle pendant les efforts pour respirer, les flancs se contractent, le pouls est fréquent et déprimé.

Après l'accès la tête est pesante et troublée d'imaginations extravagantes. Les Asthmatiques ont grande envie de dormir pendant l'accès, mais impossible. Le premier jour, leur sommeil est interrompu. Ils se tiennent assis dans une chaise, appuyés sur un côté ou au devant, mais peuvent s'appuyer en arrière. Une chambre étroite et du feu dedans leur sont extrêmement nuisibles pendant l'accès, comme aussi la poussière et toute mauvaise odeur.

Si l'accès dure seulement deux ou trois heures après que le malade s'est levé, l'oppression diminue et il crache une matière crue, semblable à *du phlegme* ou *du blanc d'œuf*, et cette matière est rayée de *noir*, comme *une plume* ou *une toile d'araignée*.

Si l'accès est court, il n'est accompagné que de vents et de crachats, avec de la fièvre et beaucoup de dispositions à suer. L'urine est plus colorée le matin. Il y a seulement un peu d'assoupissement sur le soir.

Si les accès durent longtemps, par exemple deux, trois ou quatre jours, le malade ne crache point de pituite les deux premiers jours, mais le troisième ou quatrième il en crache en toussant, moins gluante, d'une couleur blanche, verdâtre ou jaune. Chaque accès se termine ordinairement en trois, quatre ou cinq jours. Plus les accès sont longs, plus les intervalles le sont aussi. Plus ils sont courts, plus les intervalles sont courts.

Les fréquents accès d'*Asthme* produisent souvent des *consomptions* dans les tempéraments maigres, et des *hydropisies*, des *léthargies* ou des *péripneumonies* dans les tempéraments gras, et toutes ces maladies sont mortelles.

Parmi les causes de l'Asthme on doit compter les grandes chaleurs ou les grands froids, les violentes agitations de corps ou d'esprit, les excès dans le boire et le manger, et dans les plaisirs vénériens, la chaleur du lit, les changements de temps quand il se tourne à la pluie, à la neige ou au dégel, le changement d'habits, les changements d'air au printemps et en automne. Mais la cause la plus fréquente de l'Asthme que nous avons constatée, sont les rhumes négligés ou mal soignés ; les *bronchites chroniques* et les *péripneumonies* vulgairement appelées *fluxions de poitrine* mal guéries. Chacune de ces maladies laisse dans les organes pulmonaires un reste d'irritation qui entrave la fonction des poumons d'où naît d'abord une oppression légère et persistante, puis un engorgement de ces organes, et enfin l'Asthme lui-même. Cette irritation résultant des rhumes successifs contracte ou rétrécit les bronches, ce qui produit le bruit d'enrouement dans l'expiration. Le poumon devient roide, resserré et n'admet que peu d'air, parce que les *vésicules* sont contractées de même que les *bronches*.

De cette contraction des *vésicules et bronches* du *poumon* il s'ensuit que si l'air ne peut y être admis, la poitrine ne saurait se dilater convenablement pour faire une véritable inspiration.

Il en est du *poumon* comme d'un soufflet; si l'air entre librement dans la cavité d'un soufflet, on peut aisément l'ouvrir, mais si l'entrée en est bouchée, on ne pourra le faire, la même chose arrive dans l'Asthme; l'inspiration y est difficile et laborieuse, parce que les *bronches* étant contractées et les *vésicules* tirées en haut ne peuvent recevoir que peu d'air; c'est ce qui est cause que les muscles chargés de dilater la poitrine font de violents efforts pour ouvrir le *poumon* et y faire entrer l'air. Il est évident pour nous que cette cruelle maladie n'arriverait jamais à son entier développement si, dès l'apparition de la moindre gêne dans la respiration, on avait recours à notre *Sirop Indien* pour la combattre. Nous avons la certitude d'avoir ainsi préservé de l'*Asthme* par notre *Sirop* plusieurs malades qui, par leur négligence, auraient pu devenir la victime de cette cruelle maladie si dès l'origine ils n'en avaient arrêté la marche.

Les anciens appelaient du nom général d'*Asthme* toute difficulté de respirer; mais un autre usage a prévalu. Ce nom ne se donne plus qu'à celle qui est habituelle ou périodique, qui n'est causée ni par la fièvre ni par aucune autre maladie et qui provient du poumon attaqué directement et dans ses autres parties. On ne doit donc pas appeler *Asthme* la difficulté de respirer qui est une lésion matérielle des organes contenus dans la poitrine, comme la *dilatation* de *l'aorte*, un *anévrysme* du *cœur*, une *hydropisie du péricarde*, etc. Ici la gêne de la respiration continuelle est occasionnée par ces lésions organiques; dans ce cas le traitement doit se rapporter à l'altération matérielle.

Le véritable Asthme, celui qui vient périodiquement et qu'on nomme *essentiel ou nerveux*, est celui que nous sommes parvenu à combattre efficacement et guérir radicalement par notre *Sirop Indien*, composition nouvelle et fruit d'une découverte récente.

Deux systèmes règnent dans la science sur la nature de l'Asthme et chacun d'eux a ses partisans.

Les anciens médecins considéraient cette maladie comme produite exclusivement par un sang épais et visqueux qui, s'arrêtant dans les poumons, en comprime les vésicules et empêche l'air d'y entrer assez abondamment pour les dilater. Ce sang par son séjour laisse échapper à travers les pores des vaisseaux une sérosité grasse et visqueuse qui engorge les poumons et met ainsi obstacle à la respiration. Le *râlement* et le *sifflement* qui se manifestent sont le résultat de la collision de l'air en passant à travers les humeurs qui se trouvent épanchées dans les *bronches* ou attachées à leurs parois.

Les médecins modernes ont considéré au contraire l'Asthme à cause de sa périodicité comme une maladie purement nerveuse et produite par les *spasmes des bronches pulmonaires* qui, en rétrécissant les tuyaux aériens, produisent la gêne de la respiration en empêchant l'air de pénétrer dans le *poumon*. Ainsi, d'après ces médecins, l'*engorgement pulmonaire* ne serait que secondaire. Il n'en faudrait pas moins, à nos yeux, le combattre quand il est établi.

Chacune de ces deux manières de considérer l'Asthme avait donné naissance à un traitement trop exclusif. Les anciens, dans la vue d'expulser ces humeurs visqueuses, employaient des moyens trop actifs qui avaient pour conséquence d'irriter le système nerveux et d'augmenter ainsi les accès suivants : c'est ainsi qu'ils avaient recours ou aux *saignées fréquentes* si dangereuses pour *l'asthmatique* ou à de *forts purgatifs* qui avaient pour résultat de fatiguer considérablement les *organes digestifs*.

Les modernes, en ne prenant pas en considération l'accumulation de ces humeurs dans le poumon et se bornant à calmer le *spasme*, laissent le poumon s'engorger, à tel point que les accès deviennent plus violents par cet engorgement même.

Il fallait donc combiner ces deux modes de traitement pour arriver à un plus heureux résultat, et c'est le but que nous avons atteint en dégorgeant les poumons d'une part et calmant le système nerveux de l'autre.

On conçoit que la guérison en sera d'autant plus prompte et plus durable que l'Asthme sera moins ancien ; aussi dès l'apparition des premiers symptômes que nous avons énumérés et à la moindre oppression ou gêne dans la respiration, en ayant recours à notre *Sirop*, on s'opposera d'une manière infaillible à la naissance d'une maladie dont les conséquences sont si funestes.

Ceux qui sont atteints depuis longues années de cette affection pourront la faire disparaître après un traitement plus long, et la confiance d'une guérison naîtra dans leur esprit en voyant par l'usage soutenu de notre *Sirop* les accès s'éloigner de plus en plus pour disparaître enfin complétement.

DES MALADIES QUI RESSEMBLENT A L'ATSHME.

Comme il est important de ne pas confondre l'Asthme proprement dit avec les maladies qui ont quelque ressemblance avec lui, nous allons énumérer ces diverses maladies. Cette distinction est d'autant plus importante que ces maladiss sont *incurables*, tandis que l'Asthme *essentiel* ou *nerveux* est radicalement guéri par notre *Sirop Indien*.

Nous avons déjà dit que, parmi les maladies qui donnaient lieu à une *oppression* plus ou moins forte et que les gens du monde confondaient avec l'*Asthme nerveux*, on pouvait placer en première ligne l'*anévrysme du cœur* et la *dilatation des gros vaisseaux* contenus dans la poitrine. Il est facile de distinguer ces deux maladies de l'*Asthme* à ce que, dans les deux premières, l'*oppression* est continuelle, le malade éprouve des *palpitations* au moindre mouvement et n'a aucun moment de calme où la respiration soit libre comme en bonne santé.

Dans l'*Asthme* proprement dit, l'*oppression* paraît à des distances plus ou moins éloignées et par accès, lesquels se manifestent subitement surtout la nuit et entre *minuit* et *deux heures*. Cet accès dure plus ou moins longtemps ; mais, une fois passé, le malade reprend la liberté de sa respiration comme en bonne santé.

L'*hydrothorax* ou *hydropisie de poitrine* peut être aussi confondu avec l'*Asthme* ; mais, comme cette maladie est presque toujours la conséquence d'une *pleurésie* ou d'une *fluxion de poitrine*, cette maladie aiguë qui a précédé l'*oppression* indique assez sa nature,

D'ailleurs l'essoufflement est encore ici continuel et non par accès, et ne paraît pas subitement de *minuit à deux heures*, comme cela a lieu dans l'*asthme* proprement dit.

L'*hydropisie* du ventre, un *gonflement* du *foie* et de la *rate* donnent lieu aussi quelquefois à une *oppression*. Mais l'*hydropisie* du ventre est visible. Celle du foie se reconnaît à son volume et à son poids, ainsi que l'*engorgement* de la *rate* et, ici encore, l'essoufflement et l'oppression ne paraissent pas subitement et au milieu de la nuit.

Il sera donc facile au malade de reconnaître si la gêne de la respiration est la conséquence de ces différentes maladies. Il pourrait d'ailleurs être éclairé par son médecin ordinaire.

Ainsi, hors ces divers cas, et surtout quand son *oppression* aura le caractère suivant : de paraître subitement au milieu de la nuit, d'avoir une durée plus ou moins longue, de disparaître ensuite complétement, comme si elle n'avait pas paru, le malade devra avoir recours avec confiance à notre *Sirop* pour obtenir la guérison complète de cette *oppression périodique* qui constitue l'Asthme proprement dit.

Les affections *catarrhales chroniques* de la poitrine si fréquentes, et qui occasionnent si souvent de la *toux* et de l'*oppression*, quoique n'ayant comme l'*Asthme* ni accès ni aucune périodicité, sont heureusement combattues par notre *Sirop Indien*, parce que, dans ce cas, l'oppression et la *toux* ont pour cause l'élément nerveux ; mais il faut qu'il n'y ait ni fièvre ni *irritation phlegmasique*, ni *lésion organique*. Nous avons obtenu souvent des guérisons miraculeuses dans certains *catarrhes chroniques* graves, avec amaigrissement notable revêtant la forme de phthisie et appelés pour cela autrefois phthisies muqueuses.

Il ne nous reste plus maintenant qu'à tracer la marche à suivre pour exécuter notre traitement.

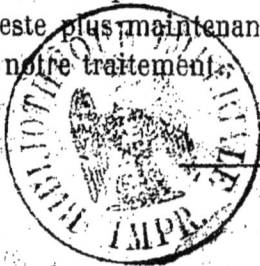

CHAPITRE II.

Il est souvent arrivé que les idées les plus simples et les plus pratiques ont été précisément celles dont l'adoption a rencontré le plus de difficultés. Cette réflexion s'applique à notre découverte, c'est-à-dire à la guérison de l'*Asthme*, maladie considérée jusqu'à ce jour comme *incurable*.

Cependant, l'expérience a prononcé sur l'efficacité de notre *Sirop Indien* pour combattre cette cruelle affection. Des centaines d'*asthmatiques*, qui nous doivent leur guérison, sont là pour l'attester. Mais cette même expérience que nous avons suivie pas à pas chez les malades qui étaient sous nos yeux à Paris nous a forcé d'apporter quelques modifications dans le traitement, et nous sommes aujourd'hui en mesure de tracer des règles sûres pour les personnes qui se trouvent hors de notre portée.

Il y a dans l'*Asthme* deux choses à considérer :

1° La cause générale qui le constitue et qui prend sa source dans le système nerveux ;

2° L'*Engorgement pulmonaire* occasionné par cette cause, lequel donne naissance aux accès dont la violence est subordonnée à l'accumulation plus ou moins grande des matières dans le poumon.

Deux médicaments sont indispensables pour atteindre ce but, le *Sirop Indien* d'abord et, en second lieu, la *potion*. Il est donc important de suivre dans leur administration la marche que nous allons indiquer, si l'on veut obtenir la guérison.

Le *Sirop Indien*, ainsi que nous venons de le dire, a pour but d'agir sur le système nerveux et de le ramener à son état normal par la modification qu'il lui imprime et, partant, de détruire la cause qui détermine l'*Asthme*.

Cette modification ne peut être introduite dans l'*économie* que peu à peu et par l'usage du *Sirop Indien* continué pendant un temps plus ou moins long selon l'ancienneté de la maladie.

Pour arriver à ce résultat, le malade prendra le soir, en se couchant, dans une tasse à thé d'une infusion de *Camphrée* (plante entière), ou à défaut de fleurs d'hysope, mais préférablement de la *Camphrée*, une cuillerée à bouche de *Sirop Indien*. Le lendemain, il en prendra une seconde cuillerée dans la même infusion de camphrée une heure avant le déjeuner et il continuera ainsi tous les jours. Huit jours après, il pourra en prendre une cuillerée seulement le matin et deux cuillerées le soir. Cette double dose du soir est utile, à cause de la manifestation de la maladie pendant la nuit.

Le malade se tiendra à cette dose qui a toujours paru suffisante. Si, pendant l'usage du *Sirop*, le malade éprouvait de la sécheresse à la bouche, une légère chaleur à la poitrine ou quelques légères douleurs à la tête, ces divers symptômes indiqueraient que la dose du *Sirop* est trop forte pour son tempérament et le malade se bornerait alors à une cuillerée matin et soir, et même à une cuillerée le soir, mais il n'en suspendrait pas l'usage.

Le *Sirop* ne doit point être pris pendant l'accès, et c'est facile à concevoir. Le trouble qui existe alors dans toute l'économie ne permet point son administration. Il en est ici comme dans les accès de fièvre intermittente où l'on ne donne point le quinquina pendant l'accès, mais bien après son interruption. Nous allons indiquer plus bas ce que le malade doit faire lors de l'apparition de l'accès.

Nous avons dit déjà que le *Sirop Indien* avait pour but d'atteindre et d'anéantir la cause générale de l'*Asthme* en modifiant le système nerveux, et de produire ainsi la guérison radicale ; c'est ce qui constituera le traitement général de la maladie.

Mais nous avons démontré qu'un traitement local était indispensable pour détruire l'*engorgement* pulmonaire occasionné par cette cause, lequel donne naissance aux accès dont la violence est subordonnée à l'accumulation plus ou moins grande des matières dans le poumon. C'est dans ce but que nous avons composé la *potion anti-asthmatique*. Voici comment le malade devra l'employer.

Lorsqu'un accès paraîtra, le malade suspendra aussitôt l'usage du *Sirop* pour combattre la violence de l'accès qui dépend de l'*engorgement pulmonaire* et qu'il faut promptement enrayer. On arrivera à ce résultat par la *potion anti-asthmatique* dont on prendra une cuillerée à bouche sur-le-champ, une heure après une seconde cuillerée, et enfin une heure après, une troisième, si l'intensité de l'accès l'exigeait. La cuillerée de potion se prend pure.

Cette potion a pour but de remplir la seconde indication du traitement, c'est-à-dire de dégorger immédiatemment le poumon en attendant que l'usage du *Sirop* continué avec soin atteigne la cause de l'*Asthme*.

Vingt-quatre heures après, le poumon se trouvant dégorgé par la potion, le malade reprendra le *Sirop* de la même manière qu'il a été indiqué plus haut.

Le second accès qui se manifestera aura une durée et une intensité moitié moindres ; ainsi une seule cuillerée de la potion a souvent suffi pour l'arrêter et enfin généralement le troisième accès n'a pas paru ; ce qui prouve que le *Sirop Indien* a atteint la cause déterminante de cet accès. Il suffit alors d'en continuer l'usage pendant quelque temps pour que la cause soit entièrement détruite. Cet heureux résultat est subordonné à l'ancienneté de la maladie. S'il n'y a pas d'accès la potion devient inutile.

Nous avons à faire ici une observation très importante pour éviter les reproches qui nous ont été adressés par ceux qui l'avaient négligée.

Il est arrivé que des malades, après une ou deux bouteilles de *Sirop Indien*, avaient éprouvé une telle amélioration qu'ils avaient cru devoir en suspendre l'usage. Mais dans ce cas le traitement n'avait été que palliatif, tandis qu'une troisième ou quatrième bouteille aurait suffi pour donner une guérison radicale.

Par une pareille conduite le nombre des bouteilles de *Sirop* devient indéterminé, en suspendant ainsi et reprenant alternativement, tandis que l'expérience nous a prouvé que l'*Asthme* le plus ancien avait cédé pour toujours à l'emploi de quatre ou cinq bouteilles au plus prises d'une manière continue.

Nous conseillons, du reste, par prudence, au malade, lorsqu'il a obtenu sa guérison après l'emploi de trois bouteilles de *Sirop Indien*, guérison qu'il constate par la disparition des accès, la liberté de sa respiration et l'absence du râlement, nous lui conseillons, dis-je, de prendre une quatrième bouteille en la fractionnant ainsi : une cuillerée à bouche le soir en se couchant, répétée seulement trois fois par semaine, c'est-à-dire à jours alternés et se bornant à prendre le matin une tasse d'infusion de camphrée pure. Le *Sirop* étant continué ainsi, on est sûr d'atteindre le but inévitablement, c'est-à-dire la guérison complète. On pourrait même continuer l'infusion de camphrée seule, matin et soir, pendant quelque temps.

Il nous reste maintenant à indiquer quand et comment on doit employer l' *Élixir anti-asthmatique*.

Une remarque que nous avons faite est celle-ci : lorsque par l'usage du *Sirop* d'une part et par l'emploi de la potion de l'autre, on est parvenu à détruire complétement les accès pendant la nuit et à pouvoir rester facilement étendu dans son lit, il existe pendant quelque temps une insomnie fatigante qui peut, si elle se pro-longe, ramener les accès.

C'est dans le but de combattre cette insomnie que nous avons composé l'*Élixir anti-asthmatique* dont les malades se sont bien trouvés. Ainsi en prenant, ou le soir en se couchant, ou au milieu de la nuit, dans le cas d'insomnie, vingt gouttes de cet élixir dans un demi-verre d'eau tiède sucrée, le malade obtient un doux sommeil et éprouve une dilatation du poumon qui rend la respiration douce, large, facile et aide ainsi l'action du *Sirop*. Le malade pourra user de cet élixir plusieurs jours de suite et en porter même la dose graduellement jusqu'à 40 gouttes en une seule fois sans aucun in-convénient jusqu'à ce que le sommeil naturel arrive.

Nous faisons observer,—cette erreur ayant été commise par plu-sieurs malades, — que l'Élixir ne doit pas être pris pendant l'accès; car la lutte qui s'établirait entre l'accès et l'action de l'Élixir pour se procurer du sommeil serait préjudiciable au malade. Pendant l'accès on ne doit avoir recours qu'à la *potion*. L'accès étant passé, on pourra prendre l'Élixir.

Chacun de ces médicaments a son emploi précis, ils ne doivent jamais être employés simultanément.

Les détails que nous venons de donner doivent bien indiquer le moment favorable pour leur administration; il suffit de lire attentivement les préceptes que nous venons de tracer.

Ce traitement peut être employé chez les femmes enceintes en proie aux accès d'*Asthme*, sans aucun inconvénient, ainsi que nous l'avons observé plusieurs fois, et je dirai même avec le plus grand avantage.

Il est en effet facile de concevoir quelle doit être l'influence fâcheuse des violents accès d'*Asthme* sur le produit de la conception. Cette influence a été telle qu'elle a déterminé l'avortement dans quelques cas.

Notre traitement, en rétablissant le calme chez la femme enceinte atteinte de l'Asthme, permet à l'enfant d'acquérir sans entraves son développement complet.

Les règles chez les femmes ne portent aucun obstacle à l'exécution de notre traitement; le *Sirop* et la potion peuvent être pris sans avoir égard à ce flux périodique.

CHAPITRE III.

Régime à suivre pendant et après le traitement.

Lorsque le malade commencera à prendre le *Sirop* comme il a été indiqué au Chapitre II, il suivra le régime suivant :

Après la première cuillerée du matin, il se contentera de boire une demi-heure après ou un bol d'eau panée ou un bouillon gras ou une tasse de café au lait ou de chocolat. Son principal repas aura lieu au milieu de la journée, de 11 heures à 1 heure. Ce repas sera composé de toute espèce de viande, sauf celle du porc, et toute espèce de légumes. Sa boisson sera de l'eau rougie, mais il s'abstiendra de prendre après du café à l'eau et encore moins de l'eau-de-vie ; car toute liqueur alcoolique est un véritable poison pour l'*Asthmatique*.

Le soir à son dîner, vers 6 heures, il se bornera à un potage gras et à quelques fruits cuits tels que pruneaux, poires, pommes, ou à l'usage des confitures.

Le malade comprendra très bien que cette rigueur dans le régime est indispensable. En effet, quelle serait l'action du *Sirop* pris le soir et ingéré dans un estomac rempli d'aliments ; il est évident que cette action deviendrait nulle. Quelle ne sera pas, au contraire, cette action du *Sirop* placé dans un estomac vide pour combattre efficacement l'accès qui doit arriver dans la nuit. Le bon sens le fait comprendre.

Pendant le traitement le malade n'a nullement besoin de garder un repos absolu. Il peut vaquer à ses affaires sans trop de fatigue, faire des promenades à pied ou en voiture au grand air au milieu de la journée, en se couvrant selon la saison pour éviter les variations de la température.

HYGIÈNE DES ASTHMATIQUES APRÈS LE TRAITEMENT.

Après le traitement, et surtout après sa guérison, le malade qui ne perdra pas probablement le souvenir de ses souffrances passées suivra scrupuleusement les conseils que nous allons lui donner, nous le supposons du moins, pour éviter le retour d'une si cruelle affection et si capable d'abréger l'existence.

Parmi les causes évidentes de l'*Asthme* nous avons placé l'air, les aliments, l'exercice, les passions et les excrétions naturelles. Examinons chacune de ces causes et indiquons le moyen de détruire l'action nuisible de chacune d'elles.

DE L'AIR.

Tous les changements de l'air causent des altérations dans les humeurs animales et les esprits animaux, spécialement *des asthmatiques*.

Le malade devra se préserver, par des vêtements convenables, de l'action du froid. Cependant, comme un air sec est favorable à l'asthmatique, il conviendra que bien vêtu il fasse une promenade au milieu de la journée pour respirer un air pur si propre à développer le poumon. On a observé que les intervalles des accès sont plus longs dans un temps sec et tranquille.

Il évitera avec soin les *rhumes*, et s'il en a contracté un, il le soignera à son apparition; car un long rhume devient une cause puissante de l'*Asthme* semblable à celui de chevaux poussifs qui vient souvent après un long rhume et qui les met hors d'haleine dès qu'ils se donnent le moindre mouvement.

L'air humide étant très nuisible aux *asthmatiques*, le malade évitera de respirer les vapeurs aqueuses en suspension qui causent habituellement un gonflement d'estomac.

La pluie n'affecte pas beaucoup les *asthmatiques* lorsqu'elle tombe ; ce qui les affecte le plus, ce sont les vapeurs aqueuses qui la précèdent pendant un, deux ou trois jours; les accès de l'*Asthme* viennent aussi pour l'ordinaire deux ou trois jours avant de tels changements de temps.

Les maisons humides, les pays marécageux, les brouillards, les vents chargés de vapeurs marécageuses affectent beaucoup les asthmatiques.

Le malade s'appliquera donc à éviter ces différentes causes déter-minantes de l'*Asthme*.

En été les accès d'*Asthmes* sont plus fréquents et plus fâcheux, les asthmatiques souffrant impatiemment la chaleur surtout celle du feu. Ils ressemblent sur ce point aux chiens qui éprouvent une grande difficulté de respirer lorsqu'ils ont trop chaud en se tenant près du feu.

Il y aura donc en hiver peu de feu dans la chambre de l'*asthma-tique* et l'air en sera renouvelé une heure avant de s'y endormir, quelque froid qu'il fasse.

La chaleur du lit augmente ordinairement l'accès de l'*Asthme*; c'est au lit qu'il a coutume de prendre, et les *asthmatiques* sont alors obligés de se lever; ils peuvent supporter un grand degré de froid en se tenant debout toute la nuit, les fenêtres ouvertes sur eux.

Le malade évitera toute sorte de fumée, car elles sont très nuisibles aux asthmatiques. Comme on a observé que la fumée de bois était plus suffocante que celle du charbon et plus capable de causer la toux, nous lui conseillons de n'employer que ce dernier com-bustible.

Pendant les accès de l'*Asthme*, la fumée du tabac est nuisible; car elle resserre beaucoup la poitrine, si on fume le premier jour de l'accès, et met en grand danger d'être suffoqué. Cependant comme cette fumée peut aider à dissiper les vents lorsque l'accès est passé et aider à l'expectoration des phlegmes, le malade qui a contracté l'habitude de fumer pourra le faire, mais modéré-ment.

Les odeurs lui sont très funestes. On a vu l'odeur puante d'une chandelle ou l'odeur de graisse fondue produire souvent un accès d'*Asthme*. Il évitera non seulement les odeurs fétides, mais encore les odeurs fortes et douces. Les eaux et les drogues parfumées et les huiles chimiques les offensent par leur odeur forte.

Cette impression nuisible de toute espèce d'odeurs tient à la sensibilité de la trachée-artère. En effet, on observe que tous les *asthmatiques* sont incommodés de la moindre poussière qui s'élève en balayant une chambre ou en faisant un lit. J'ai connu un marchand de Provins qui me disait ne pouvoir supporter la poussière du blé quand on le remuait. Un auteur rapporte un exemple remarquable d'un moine qui étant employé à démolir des bâtiments devint *asthmatique*; ensuite il ajoute que toutes les fois qu'on remuait quelque endroit, ou que le vent excitait de la poussière, ce moine tombait en défaillance, sans presque respirer et était comme mort. Dans un tel cas, la poussière irrite la trachée-artère et produit une contraction des fibres musculaires des vésicules du poumon et des bronches.

DES ALIMENTS ET DES BOISSONS UTILES OU NUISIBLES AUX ASTHMATIQUES.

Le choix des aliments et des boissons joue un grand rôle chez les *asthmatiques*. Selon que les substances qui les composent sont utiles ou nuisibles, les accès sont plus ou moins fréquents.

Toutes les liqueurs fortes sont très préjudiciables aux *asthmatiques*, et cela est confirmé par une expérience constante; car, pour peu qu'ils fassent débauche de ces liqueurs, ils ont une difficulté de respirer. Les vins forts enflamment les esprits et toutes les bières fortes augmentent les accès de l'*asthme*. Cela se conçoit par la violente fermentation qu'elles excitent dans l'estomac et par la grande quantité de phlegmes visqueux qu'elles produisent et qui accable et obstrue le poumon. Mais, de toutes les liqueurs fortes, la plus pernicieuse aux asthmatiques, c'est l'*eau-de-vie*; elle produit à coup sûr un violent accès. Il en est de même du punch. On peut inférer de là que tout ce qui est contraire aux liqueurs spiritueuses, comme l'eau et les liqueurs acides, convient très bien aux *asthmatiques*. Le vin mêlé d'eau est la boisson la plus convenable; on peut boire aussi de l'eau coupée avec du lait ou de l'*eau panée*.

Le malade s'abstiendra de toute boisson entre les repas, surtout celle du vin ou de bière le matin ou le soir; car cela cause des vents dans l'estomac. En général, il faut de la modération dans la boisson.

Quant à la nourriture, le malade évitera tout ce qui produit un chyle visqueux, épaissit les humeurs, cause des phlegmes et des vents et gêne la respiration. Ainsi, il s'abstiendra de boudin, de pâtisserie, de tous les mets préparés avec le riz, le froment, les fèves, les herbes, les salades, les champignons.

Les mets laiteux, comme la crème, le fromage, lui sont défendus ainsi que tous les mets qui abondent en mucilage, comme les poissons, les œufs, les jeunes animaux, les consommés, les huîtres. Tous ces aliments fournissent un suc épais qui, dans l'*Asthme* s'arrête dans les poumons et les accable. Une observation prouvée par l'expérience est celle-ci : moins les *asthmatiques* sont nourris, plus les intervalles de leurs accès sont longs et leur respiration libre. Ceci prouve la justesse du précepte d'Hippocrate : « Si un » homme mange et boit peu, il n'aura point de maladie. »

Ainsi les asthmatiques se trouvent fort bien du jeûne et d'une nourriture très simple et très frugale. Ils ne doivent avoir à déjeuner qu'un plat ou deux comme bœuf, mouton, veau rôti, volaille, gibier. Toutes les marinades, les sauces, les huîtres, les aliments salés et les viandes fumées leur sont très nuisibles.

Les salades et les fruits, à moins qu'ils ne soient cuits, sont trop froids, trop crus et trop venteux pour les *asthmatiques*.

Les *asthmatiques* ne doivent pas manger de viande à leur dîner, c'est-à-dire à six ou sept heures : autrement ils s'en trouvent très mal ou ils éprouvent une grande suffocation s'il survient ensuite un accès.

DE L'EXERCICE.

Tout exercice violent produit aux asthmatiques une difficulté de respirer et, si l'exercice est continué trop longtemps, il cause un accès.

Il y a cependant quelques exercices qui leur conviennent comme celui d'aller à cheval ou en voiture, une marche modérée et sans fatigue surtout au milieu du jour et par un temps sec et sans nuages.

Tout mouvement devient nuisible pendant l'accès; il peut même alors occasionner une grande suffocation. Certains auteurs avaient recommandé les frictions des extrémités ; mais nous les considérons comme préjudiciables, comme agitant trop le sang.

Il est néanmoins utile que les asthmatiques se donnent quelque mouvement ; car s'ils ne font aucun exercice dans les intervalles des accès, ils sont bientôt attaqués de la *cachexie*, de la *léthargie*, de *l'hydropisie*, à cause de la *sérosité* trop abondante, de la perte d'appétit et de la *consomption* par le défaut de transpiration et d'expectoration.

DES PASSIONS.

Les passions ont une grande influence dans la production des accès d'*Asthme*, ainsi qu'on a vu des attaques d'*Asthmes violents* et funestes survenus subitement à la suite d'une grande frayeur. Un accès peut aussi être occasionné par la crainte, l'inquiétude. Lire et écrire pendant l'accès de l'Asthme est un moyen d'en prolonger la durée.

La tristesse diminue le mouvement des humeurs et les rend plus visqueuses. Aussi remarque-t-on que tous les *asthmatiques*, lorsqu'ils sont fâchés ou chagrinés, ont plus souvent des accès que lorsqu'ils sont de bonne humeur ; l'abus des plaisirs vénériens est aussi une cause fréquente du retour des accès de l'Atshme.

DES EXCRÉTIONS NATURELLES.

L'urine chez les asthmatiques est très abondante et pâle dans l'accès : elle ne dépose qu'à la fin de ce dernier et est alors très colorée, ce qui est occasionné par le resserrement qui arrive aux *asthmatiques* et qui arrête la circulation de la sérosité dans les vaisseaux lymphatiques. Dans ces deux cas il faut laisser agir la nature.

Quant au crachement et à la toux qui sont ordinaires sur la fin de l'accès, il faut savoir que le premier et le second jour il y a peu de crachats, mais davantage le troisième lorsque la contraction cesse. Il faut alors avoir recours à une tisane adoucissante, comme une infusion *de mauves*, ou *de violettes* ou *d'hysope* pour faciliter l'expectoration. Par ce moyen on débarrasse le poumon des phlegmes qui le surchargent et on éloigne ainsi l'autre accès.

Les *asthmatiques* sont quelquefois atteints de vomissements qui les soulagent beaucoup en évacuant de l'estomac et du poumon une grande quantité de *phlegmes* visqueux. Lorsque ces vomissements les tourmentent trop, rien ne soulage comme de boire de l'eau.

La saignée ne guérit pas l'*Asthme* ; elle peut diminuer un peu l'oppression et l'étouffement chez un jeune homme ; mais elle est très préjudiciable aux vieux *asthmatiques*, car ils n'en sont guère soulagés dans le moment et quelque temps après ils deviennent *cachectiques*.

Quelques *asthmatiques* n'ont point d'accès pendant des évacuations critiques comme un flux d'*urine*, une *diarrhéée*, un *ulcère* ; aussi nous conseillons pour cet effet les cautères. Nous n'avons eu qu'à nous louer d'avoir fait appliquer ce petit exutoire chez des vieillards.

La sueur n'est d'aucune utilité aux *asthmatiques* ; aussi doivent-ils l'éviter.

Si les selles ne sont point fréquentes, l'asthmatique peut avoir recours aux lavements, mais jamais aux purgations. Ce serait le moyen de produire un accès. C'est surtout avant l'accès qu'un lavement devient utile. On a vu l'accès avorter par ce moyen si simple.

DU SOMMEIL ET DE LA VEILLE.

L'accès arrive toujours après le sommeil et dans la nuit. Nous conseillons aux asthmatiques de sortir du lit au commencement de l'accès et de se tenir assis et de dormir dans une chaise la première nuit. On arrive ainsi à parer l'accès pour une nuit ou deux. Le lendemain, si leur chambre n'est pas grande, ils doivent se

transporter dans un endroit bien aéré et s'y tenir assis tout le
jour dans une chaise commode, sans faire aucun mouvement ;
car le mouvement augmente l'*oppression*. Pendant l'accès les
narcotiques sont dangereux ; mais celui-ci passé, on doit avoir
recours à notre *Élixir anti-asthmatique* comme il est indiqué
plus haut. Par son emploi on se procure un doux sommeil répa-
rateur.

ATTESTATIONS

Les attestations ci-dessous données par des hommes honorables, ne peuvent laisser aucun doute dans l'esprit des asthmatiques qui voudraient obtenir leur guérison.

Paris, le 28 octobre 1858.

Monsieur,

Il y a un an au mois de novembre 1858 que j'ai fait usage de votre *Sirop Indien* pour combattre un Asthme dont j'étais atteint depuis onze ans.

Ces violents accès qui me revenaient tous les huit jours et qui me duraient deux jours et deux nuits sans pouvoir me coucher, et qui m'empêchaient de dormir, ont enfin disparu.

Je remplis aujourd'hui mes fonctions si pénibles sans la moindre fatigue.

Je vous suis trop reconnaissant de m'avoir guéri pour que je ne vous en témoigne pas toute ma gratitude.

Votre découverte est trop précieuse pour que vous ne la fassiez point connaître aux Asthmatiques. Vous pouvez me citer comme un exemple de guérison et m'envoyer les incrédules; je me charge de les convaincre.

Agréez, Monsieur, l'expression sincère de ma vive reconnaissance.

PIERRE GRANDIN,
Chez Magny, restaurateur, rue Contrescarpe-Danphine, n° 23.

Castelnaudary, le 10 juillet 1858.

Monsieur,

Je prends la liberté de vous donner des nouvelles de ma chère malade, dont l'état continue à être satisfaisant; elle a bien éprouvé encore quelques atteintes de son mal, mais légères et passagères, ce qui constitue une amélioration très sensible sur son état antérieur; il est certain que le traitement de sa maladie par le *Sirop Indien* est trop récent pour qu'on puisse espérer davantage, et ce ne sera, je le pense du moins, que par une continuation soutenue de ce traitement que nous obtiendrons des résultats plus complets; c'est ce qui est arrivé.

Veuillez agréer, Monsieur, la nouvelle assurance de ma considération la plus distinguée.

THOLOZÉ,
Juge d'Instruction à Castelnaudary.

Castelnaudary, 16 octobre 1858.

Monsieur,

J'ai à vous signaler le bon résultat que j'ai obtenu du *Sirop Indien.* Les deux bouteilles que vous m'avez envoyées ont suffi pour me rendre le calme et la respiration très libre. L'Asthme m'a fait ses adieux.

Figurez-vous, Monsieur, que depuis quarante-cinq à cinquante jours, la nuit je ne suis plus dérangé; mon sommeil est calme, je dors jusqu'à sept et huit heures sans m'éveiller.

Avant de prendre le *Sirop*, il m'arrivait très souvent de me lever et de rester une et même deux heures hors de mon lit; enfin, Monsieur, je n'ai que des félicitations à vous adresser sur la découverte si précieuse du *Sirop Indien.*

Il y a quinze jours, j'étais à Mirepoix. Je suis allé faire une excursion au fort Terride; j'ai grimpé la montagne pendant vingt minutes, j'ai suivi un chemin très tortueux et encombré de grosses pierres. J'avais ma petite fille âgée de trois ans avec moi, les trois quarts de la route je portais mon petit enfant. Arrivé sur la plate-forme, ma respiration ne fut pas plus gênée qu'en ce moment où je vous écris et où je l'ai très calme.

Que vous dirai-je encore, Monsieur? dimanche dernier, ayant eu des visites, je donnai une soirée, je dansai comme à l'âge de vingt ans (j'en ai 47).

Étant à Mirepoix, j'ai eu occasion de voir deux Asthmatiques qui doivent vous écrire pour vous demander du *Sirop Indien* avec des renseignements sur le traitement à suivre.

Votre bien dévoué serviteur,
BAREIL,
Négociant à Castelnaudary.

Voyez sa dernière lettre, page 37.

Fenouillet, 3 novembre 1858.

Monsieur,

Ayant appris que M. Bareil, négociant à Castelnaudary, avait été complétement guéri de l'Asthme en faisant usage du *Sirop Indien*, je me suis empressé de me rendre auprès de lui pour m'assurer de l'exactitude de cette nouvelle.

M. Bareil me l'a non seulement confirmée, mais il m'a encore annoncé la nouvelle de la guérison de mademoiselle Tholozé. Or, comme je suis profondément atteint de la même maladie, il m'a fortement engagé à m'adresser à vous et de vous faire un rapport de mon état que vous remettrez au docteur qui prescrit le *Sirop Indien*.

Agréez, je vous prie, l'assurance de ma considération distinguée.

CALMEL, curé.

Penancé, le 24 janvier 1858.

Monsieur,

Il me reste encore près du tiers de ma bouteille et déjà je me sens infiniment mieux ; aussi je crois que vous aurez une ou deux autres pratiques dans le pays.

Veuillez agréer l'assurance de ma parfaite considération.

PERRIER.

Limoges, 31 juillet 1858.

Monsieur,

J'ai pris, comme il est dit plus haut dans le prospectus, le *Sirop Indien* pendant vingt-neuf jours, la bouteille est terminée, il m'a fait beaucoup de bien et l'oppression a diminué considérablement. Je n'ai pas eu de crise.

Recevez, Monsieur, tous mes remercîments, et croyez que je donnerai toute la publicité possible à votre *Sirop*.

J'ai l'honneur de vous saluer,

F. BIESSY.

Fontenay-le-Comte, le 4 avril 1858.

Monsieur,

J'ai terminé hier les deux bouteilles de *Sirop Indien* que vous m'avez adressées à Napoléon-Vendée ; elles m'ont fait beaucoup de bien.

3

Par suite du bien que j'ai dit partout de votre *Sirop*, je pense que vous avez dû avoir plusieurs commandes ; vous pouvez compter que je ne me lasserai pas de prôner son efficacité ; je me propose même de faire insérer dans les journaux de Fontenay et ceux de Napoléon quelques articles à ce sujet.

Agréez, Monsieur, l'assurance de mon entier et profond dévouement.

WYART,
Inspecteur des Écoles primaires,

Paris, le 12 décembre 1858.

Monsieur,

Combien je me félicite d'avoir connu par la voie des journaux votre *Sirop Indien* contre l'Asthme. Atteinte de cette maladie depuis un an, j'avais été forcée de suspendre mon travail à la Manufacture des Tabacs, croyant que c'était cette odeur qui me rendait malade. Mais la maladie continuant après trois mois de repos, j'ai vu que l'odeur du tabac n'y était pour rien, et j'ai eu recours à votre *Sirop* qui m'a complétement guérie. Aujourd'hui j'ai repris mon travail à la Manufacture depuis trois mois, et je me porte à merveille.

Je vous ai adressé deux personnes asthmatiques pour acheter de votre *Sirop*. L'une d'elles que j'ai vue avant de vous écrire se porte très bien.

Dans l'intérêt des asthmatiques, il est utile que votre *Sirop* soit plus connu.

Je vous écris cette lettre pour vous remercier de tout mon cœur de m'avoir guérie de ma cruelle maladie et pour la joindre à celles que vous avez déjà fait imprimer.

Envoyez chez moi ceux qui voudraient se convaincre de l'efficacité de votre *Sirop*. Je demeure rue Saint-Dominique n° 144.

Femme CAUMOT,
Employée à la Manufacture des tabacs.

Luc-sur-Mer, 12 novembre 1858.

Monsieur,

J'ai tardé de vous écrire, vu que j'ai préféré attendre le résultat et le progrès de vos remèdes; aujourd'hui je vous fais savoir, après la première bouteille, que je me trouve plus dispos de ma respiration et dans la poitrine dont je me trouve beaucoup soulagé. Aujourd'hui je vous fais une demande d'une autre bouteille de *Sirop Indien*; le bon résultat que j'ai obtenu de la première me fait attendre avec confiance la guérison par celle-ci. Vous avez rendu un grand service à l'humanité par votre découverte.

Marennes, ce 10 décembre 1858.

Monsieur,

Depuis votre dernier envoi, le malade n'a pas eu de crise et se trouve assez bien; il a toujours suivi le traitement tel que vous l'aviez indiqué dans votre lettre et comme l'ordonnance l'explique. L'usage du *Sirop Indien* lui produit un grand soulagement. Veuillez donc, Monsieur, m'expédier par le plus prochain courrier deux bouteilles de *Sirop* et 1 fr. 50 de camphrée dont je vous envoie le montant par un mandat sur la poste.

Agréez, Monsieur, mes salutations respectueuses.

BERTHELIN.
Hôtel de la Table Nationale à Marennes.

Tournan, le 21 janvier 1858.

Monsieur,

Je suis heureux de vous apprendre que ma santé s'est bien améliorée depuis quelque temps et que je dois cette amélioration à l'usage du *Sirop Indien*.

J'ai éprouvé encore dernièrement les atteintes du mal, mais ce dernier accès a été bien moins long que les autres et j'ai pu reprendre plus tôt mes occupations laborieuses.

Étant atteint depuis longues années de cette affection, il est probable que ce n'est qu'après un traitement assez long que je pourrai m'en débarrasser complétement. Le bien que j'ai déjà ressenti me fait espérer que j'obtiendrai ce résultat.

Veuillez agréer, Monsieur, l'assurance de ma considération distinguée.

LAMBERT,
Receveur des Domaines.

Paris, le 10 avril 1859.

Monsieur,

Ma femme asthmatique depuis trois ans et demi a fait usage de votre *Sirop Indien* contre l'asthme. Il a produit un si bon résultat que sa respiration est entièrement libre, qu'elle n'a plus d'accès et qu'elle se couche aujourd'hui à plat dans son lit, ce qu'elle ne pouvait faire depuis trois ans et demi.

Je me joins à elle pour vous remercier et vous féliciter de votre découverte.

POMBILIÉ,
39, rue d'Amsterdam.

Mirepoix, le 28 avril 1859.

Monsieur,

Ayant fini les quatre bouteilles de *Sirop Indien* que vous m'avez envoyées il y a quelque temps, j'en ai bu une cinquième, celle que vous avez envoyée à M. le Curé de Mirepoix.

Je me trouve très bien ; j'ai tout fini depuis cinq ou six jours. Maintenant voyez ce que j'ai à faire pour éviter de nouvelles crises.

Monsieur, je ne cesserai jamais de vous remercier du soulagement que votre *Sirop Indien* et la *potion anti-asthmatique* m'ont procuré.

Recevez, Monsieur, mes salutations empressées.

Gel. FABRE.

Agen, le 29 mars 1859.

Monsieur,

Je continue d'aller bien ; hier cependant le temps étant humide, j'éprouvai un peu de gêne dans la respiration, mais je me couchai. J'ai bien dormi et n'ai pas éprouvé la moindre oppression. Ce résultat me semble très significatif, car certainement avant le traitement, et notamment à pareille époque, j'aurais été plus souffrant. Je conclus de tout cela que votre *Sirop* m'a fait un bien infini et que je me considère comme guéri.

Ce que je puis affirmer, c'est que depuis le 21 octobre 1858, début de l'emploi du *Sirop Indien*, je n'ai pas eu de crise, et mon Asthme datait de dix-neuf années.

Avant le traitement j'étais obligé de faire faire mon lit très en pente.

Maintenant il est horizontal ; cependant je me sers d'un oreiller ; mais il est probable que je vais oser le supprimer.

Agréez, Monsieur, l'assurance de ma considération distinguée.

DESMOLIN,
Conseiller à la Cour impériale d'Agen.

Castelnaudary, le 7 avril 1859.

Monsieur P. Giniez, à Paris,

Depuis ma dernière lettre du 16 octobre 1858, ma santé n'a rien laissé à désirer. J'ai passé un hiver admirable. Je dois ma guérison au *Sirop Indien* ; aussi je l'ai propagé et ai engagé divers amis de l'Ariége à en faire usage. En général, il a produit très bon effet.

Hier j'ai reçu une lettre de M. Maucourt, propriétaire à Châlons-sur-Marne ; il me demande des instructions sur le *Sirop Indien*. Je lui ai répondu ; j'espère que ma lettre le satisfera en tout point. Envoyez-moi des prospectus.

J'ai l'honneur de vous saluer avec considération,

BAREIL.

Châlons-sur-Marne, le 10 mai 1859.

Monsieur,

Atteint depuis 15 ans d'un Asthme convulsif qui me rendait l'existence bien pénible, puisque depuis cette époque je ne me couchais plus, j'avais employé les ressources de la médecine ordinaire, et, de plus, les bains d'air comprimé à Montpellier, l'homœopathie à Paris, et même le somnambulisme sans aucun résultat.

J'ai fait usage enfin de votre *Sirop Indien* avec le plus grand succès, et j'espère aujourd'hui obtenir ma guérison.

Tout ce que j'ai à vous dire est renfermé dans ces mots : vous avez fait, docteur, une immense découverte, et je viens à Paris exprès pour vous remercier et recevoir d'autres conseils s'ils sont utiles.

Quant aux incrédules, vous pouvez me les adresser et mes paroles seront assez puissantes pour les convaincre.

Recevez, Docteur, avec l'expression de ma reconnaissance, l'assurance de mes sentiments les plus distingués.

MAUCOURT,
Propriétaire à Châlons-sur-Marne.

Douai, le 14 mai 1860.

Monsieur,

Je m'empresse de vous dire, Monsieur, que notre malade est beaucoup mieux, et qu'il va finir la cinquième bouteille de votre *Sirop Indien ;* il n'a plus de si forts et de si pénibles accès ; seulement et de temps à autre il éprouve un peu d'oppression le soir ou le matin, mais cela se dissipe assez vite ; du reste, il se porte très bien, il dort tranquillement, a bonne mine et bon appétit. Je vous prie de m'expédier une sixième bouteille. -

Recevez, Monsieur, la nouvelle assurance de mes sentiments distingués.

A. DE GROUARD.
Rue de l'Université, à Douai (Nord).

_____

Le 25 mars 1860, Wildenstein, par Wesserling (Haut-Rhin).

Monsieur Giniez,

Je suis heureux de vous apprendre que depuis ma lettre du mois de janvier dernier, je n'ai eu aucun accès. Ainsi, depuis le 10 décembre 1859, époque à laquelle j'ai commencé à prendre de votre *Sirop Indien,* je n'ai plus rien ressenti de mon asthme, qui m'avait fait souffrir depuis quinze ans, aujourd'hui je puis passer mes nuits dans mon lit, dormant d'un sommeil très doux.

J'ai un parent, qui depuis deux ans a de légers accès d'asthme, je viens vous prier de m'envoyer quatre bouteilles de *Sirop Indien* et quatre paquets de camphrée.

Agréez, etc.

KIENTZY GRINER,
Manufacturier.

_____

Wildenstein, 21 juillet 1860.

Monsieur,

J'ai reçu les trois paquets de camphrée, ainsi que votre estimée du 17 courant ; pour satisfaire à son contenu, je remets ci-inclus 15 timbres-poste de 20 centimes, formant le montant de la camphrée.

Je suis heureux de vous dire que je me porte parfaitement bien. Si vous voyer Monsieur votre frère, veuillez lui témoigner toute ma reconnaissance.

Mon parent, pour lequel j'ai fait venir de votre *Sirop Indien*, est radicalement guéri de son asthme.

Recevez, Monsieur, mes sincères salutations.

J. GRINER.

La Tremblade, le 13 janvier 1861.

Monsieur.

– Je me plais à vous écrire que votre *Sirop Indien* contre l'Asthme a eu sur moi un plein succès. Depuis quinze mois je suis débarrassé de cette cruelle maladie contre laquelle j'avais employé toutes les ressources de l'art. Mon médecin m'avait dit qu'il fallait vivre avec mon ennemi. Grâce à votre sirop, mes nuits, que je passais debout, je les passe aujourd'hui dans mon lit. Avant votre *Sirop*, j'ai été sur le point de succomber asphyxié. Je vous en témoigne toute ma satisfaction.

BERTHELIN.

Harvengt, le 12 mars 1860 (Belgique.)

Monsieur,

Je suis si heureux d'avoir ma santé à peu près rétablie par votre traitement avec le *Sirop Indien* que je viens encore vous en témoigner ma reconnaissance. Depuis le 30 janvier, je n'ai plus eu d'accès d'asthme; je dors maintenant très bien, l'appétit est très bon, je ne ressens que peu d'oppression, quoique le temps soit si mauvais depuis huit ou dix jours, et la nourriture commence à profiter.

Vers la fin du mois prochain, je compte bien me rendre à Paris et avoir l'avantage de faire votre connaissance, en vous réitérant mes remercîments sur votre nouvelle cure qui est déjà bien connue ici tant par le médecin qui me donnait des soins que par moi, recevant à tout moment des demandes de renseignements sur l'effet de votre remède.

Agréez, etc.

DE LA ROCHE DE MARCHIENNES.

QUESTIONS

Le médecin, inventeur du *Sirop Indien*; jaloux de sa découverte et désirant éviter toute fausse application, demande aux malades, avant d'entreprendre le traitement, de répondre aux questions ci-dessous énoncées. Si le malade ne se trouve point dans les conditions voulues, il sera détourné avec franchise et loyauté d'entreprèndre ce traitement qui ne convient que dans *l'Asthme essentiel et nerveux*.

1re Question. — Quel est votre âge ?

2me Question. — Quelle est votre profession ?

3me Question. — Depuis quand êtes-vous asthmatique ? — Si cet asthme est venu tout à coup ou peu à peu après des rhumes successifs ?

4me Question. — S'il paraît par accès et quel est l'intervalle de ces accès. Sont-ils de 2 jours, 3 jours, 8 jours, etc. ?

5me Question. — Combien d'heures dure l'accès, à quelle heure de la nuit il commence ? — Après l'accès y a-t-il des crachats abondants ayant une teinte noire ?

6me Question. — L'oppression en marchant ou en montant les escaliers est-elle continue et journalière ?

7me Question. — Y a-t-il au contraire des jours où la respiration est libre comme en bonne santé et où il n'y a aucune trace d'oppression ?
Cette question est de la plus haute importance.

8me Question. — La personne est-elle bien réglée, ou si les règles ont cessé, indiquer l'époque où elles ont disparu et si l'asthme est venu après la cessation des règles ?

(Question pour les femmes.)

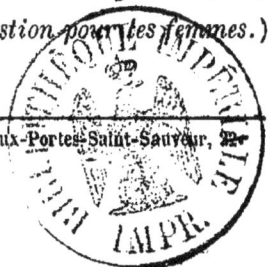

Paris. — Imp. Félix Malteste et Cie, rue des Deux-Portes-Saint-Sauveur, 22.